BEI GRIN MACHT SICH IHR
WISSEN BEZAHLT

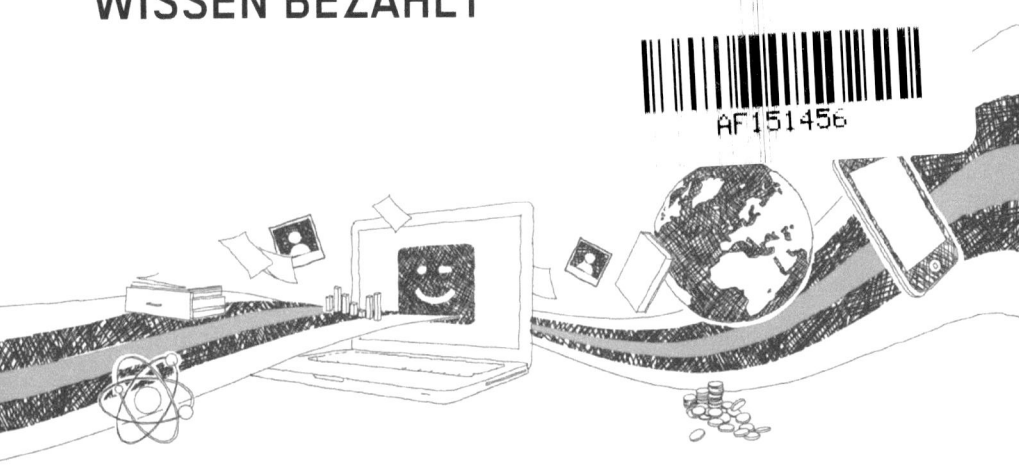

AF151456

- Wir veröffentlichen Ihre Hausarbeit,
  Bachelor- und Masterarbeit

- Ihr eigenes eBook und Buch -
  weltweit in allen wichtigen Shops

- Verdienen Sie an jedem Verkauf

Jetzt bei www.GRIN.com hochladen
und kostenlos publizieren

GRIN

Michaela Pohl

Fürsorge und Autonomie in Ernährungsberatung und - therapie

GRIN Verlag

Bibliografische Information der Deutschen Nationalbibliothek:

Die Deutsche Bibliothek verzeichnet diese Publikation in der Deutschen National-
bibliografie; detaillierte bibliografische Daten sind im Internet über http://dnb.d-
nb.de/ abrufbar.

Impressum:

Copyright © 2014 GRIN Verlag GmbH
Druck und Bindung: Books on Demand GmbH, Norderstedt Germany
ISBN: 978-3-656-88531-3

Dieses Buch bei GRIN:

http://www.grin.com/de/e-book/288187/fuersorge-und-autonomie-in-ernaehrungs-
beratung-und-therapie

GRIN - Your knowledge has value

Der GRIN Verlag publiziert seit 1998 wissenschaftliche Arbeiten von Studenten, Hochschullehrern und anderen Akademikern als eBook und gedrucktes Buch. Die Verlagswebsite www.grin.com ist die ideale Plattform zur Veröffentlichung von Hausarbeiten, Abschlussarbeiten, wissenschaftlichen Aufsätzen, Dissertationen und Fachbüchern.

Besuchen Sie uns im Internet:

http://www.grin.com/

http://www.facebook.com/grincom

http://www.twitter.com/grin_com

Fürsorge und Autonomie in Ernährungsberatung und -therapie

Michaela Pohl

Juli 2014

Inhaltsverzeichnis

Abbildungsverzeichnis

Abbildungsverzeichnis

1. Einleitung

Patientenautonomie und Fürsorge sind zwei Begriffe, die in den unterschiedlichen Medizinalfachberufen regelmäßig diskutiert werden. Im medizinischen Bereich, der Pflege und für soziale Berufe existiert Literatur mit den jeweils spezifischen Schwerpunkten. Veröffentlichungen zu den oben genannten Begriffen für Medizinalfachberufe gibt es kaum. Für den Schwerpunkt dieser Arbeit, dem Bereich der Ernährungsberatung und -therapie, sieht es ähnlich gering mit Veröffentlichungen aus.

Ethische Leitlinien existieren z. B. für die enterale Ernährung oder die Palliativmedizin, in denen in beiden Fällen Ärzte[1] die Entscheidungen treffen bzw. sich an Patientenverfügungen orientieren. Für die tägliche Beratungspraxis im klinischen oder ambulanten Bereich werden über den Clinical-Reasoning-Prozess oder den Nutrition Care Prozess hypothesengeleitet, über ein gutes Assessment und reflexiv ernährungstherapeutische Diagnosen erstellt und diese münden in einem individuellen „Behandlungsplan". Die in der Ernährungsberatung und -therapie auftretenden möglichen Spannungen und evtl. Dilemmata zwischen dem, was ein Berater für fachlich richtig hält, und dem was ein Patient möchte, werden in Ernährungsfachkreisen wenig diskutiert. Im kollegialen Austausch wird diese Problematik erfahrungsgemäß eher thematisiert. Für die einen ist es *ganz klar*, der Patientenwunsch ist entscheidend, für die anderen besteht Unsicherheit in der Umsetzung, wenn ein Patient sich *nicht empfehlungskonform* verhält oder verhalten möchte. Ist das Zulassen von Abweichungen, die in Leitlinien oder Ernährungsempfehlungen zu einer Krankheit verfasst wurden, dann vielleicht ein Behandlungsfehler?

In dieser Arbeit soll herausgearbeitet werden, in wie weit sich Fürsorge aus Beratersicht und Autonomie von Patienten gegenseitig behindern oder auch ergänzen können. Über Begriffsbestimmungen von Ernährungsberatung und -therapie, Fürsorge und Autonomie und der Darstellung von unterschiedlichen Sichtweisen, soll gezeigt werden in wie weit ein Spannungsfeld zwischen den jeweiligen Interpretationen in der Ernährungsberatung und -therapie entstehen könnte.

---

[1] Im weiteren Verlauf wird zur besseren Lesbarkeit die männliche Form verwendet, gemeint sind immer beide Geschlechter.

3

2. Begriffsbestimmung Ernährungsberatung, Ernährungstherapie

Die Begriffe Ernährungsberatung und -therapie werden derzeit von verschiedenen Berufsgruppen[2], die im Ernährungsbereich tätig sind, unterschiedlich verwendet. Ernährungsberatung und -therapie finden sowohl im klinischen als auch im ambulanten Bereich statt. Die Rahmenbedingungen für Anzahl und Durchführung von Beratungseinheiten unterscheiden sich in den oben genannten Bereichen. Im akutklinischen Bereich, bedingt durch kurze Liegezeiten, sind nur wenige Termine möglich; in Kur-/REHA-Kliniken können, innerhalb von meist drei Wochen, mehrere Sitzungen zur Ernährungsberatung oder [3]-therapie stattfinden. Diätassistenten aus diesem Bereich berichten, dass sie max. 30 Min. pro Einzeltermin zur Verfügung haben. In der ambulanten Therapie bezuschussen Krankenkassen, aufgrund einer ärztlichen Diagnose und Verordnung, zunächst fünf Gesprächstermine zu je 45 bis 60 Minuten. Auf Antrag und mit Begründung der Ernährungsfachkraft können mehr Termine teilfinanziert werden.

Eine einheitliche Ab-/Eingrenzung zu anderen Formulierungen wie z. B. Diättherapie, Diätberatung besteht derzeit nicht. Dies wurde von Lang und Buchholz im Rahmen des 56. Bundeskongressen des VDD[4] 2014 kritisiert. Im Laufe des Vortrags wurde mitgeteilt, dass das Bestreben besteht einheitliche Definitionen zu etablieren. Im Jahr 2011 wurde dies erstmalig im Rahmen des damaligen Bundeskongresses von Buchholz und Ohlrich angesprochen.

Beispielhaft wurden für diese Arbeit die Begriffe Ernährungsberatung und -therapie gewählt, da diese in Ernährungsfachkreisen häufig verwendet werden. Begriffsbestimmungen befinden sich in der *Rahmenvereinbarung zur Qualitätssicherung in der Ernährungsberatung und Ernährungsbildung in Deutschland* (2014), auf die sich in der Regel die gesetzlichen und privaten Krankenkassen berufen, die daran mitgewirkt haben. In den Leitlinien der Deutschen Gesellschaft für Ernährungsmedizin (DGEM, 2013), die für die die klinische Ernährung veröffentlicht wurden, sind ebenfalls Begrifflichkeiten definiert.

---

[2] Zu diesen Berufsgruppen gehören Diätassistenten, Ernährungswissenschaftler, Ernährungsmediziner, Oecotrophologen, Heilpraktiker; sowie Personen, die sich aufgrund von Kurzseminaren Ernährungsberater nennen.
[3] Als Ernährungsfachkraft gelten in diesem Zusammenhang anerkannte Fachschulausbildungen (Diätassistenten) oder Studiengänge (Ernährungswissenschaft, Oecotrophologie usw.) mit entsprechenden Schwerpunkten und/oder Fort-/Weiterbildungen.
[4] Verband der Diätassistenten Deutschlands – Deutscher Bundesverband e. V.

2.1 Ernährungsberatung

Ernährungsberatung richtet sich, so die o. g. Rahmenvereinbarung, an Gesunde, die nach aktuellen, wissenschaftlich gesicherten Erkenntnissen, wie z. B. den DGE-Beratungsstandards, inhaltlich beraten werden sollen. Als Beratungsziele werden hier genannt:

- Vermitteln von Grundsätzen einer gesundheitsfördernden, vollwertigen Ernährung um Mangel- und Fehlernährung zu vermeiden und das Risiko von ernährungsbedingten Krankheiten zu reduzieren,
- Nachhaltige Verbesserung der individuellen Ernährungsweise und des Ernährungsverhaltens sowie ggf. die Lösung von Ernährungsproblemen,
- Verbesserung der Entscheidungsfähigkeit und Handlungskompetenz

In den Leitlinien der DGEM (2013, S. 105) wird Ernährungsberatung als Synonym von Diätberatung verstanden. Es wird dabei nicht zwischen der Beratung von Gesunden und Kranken unterschieden.

2.2 Ernährungstherapie

Die bereits erwähnte Rahmenvereinbarung beschreibt im Rahmen der Definition Ernährungstherapie, das diese in ein therapeutisches Gesamtkonzept eingebettet ist. Als Ziele werden z. B. genannt

- Heilung oder Linderung der Erkrankung,
- Nachhaltige Verbesserung der individuellen Ernährungsweise und des Essverhaltens orientiert an der medizinischen Notwendigkeit und den individuellen Bedürfnissen und Wünschen des Patienten

Die DGEM (2013, S. 106) beschreibt Ernährungstherapie als eine Ernährungsintervention mit therapeutischer Ausrichtung. Die Ernährungsintervention wird als eine *„...individualisierte definierte und gezielte Ernährungsmaßnahme mithilfe herkömmlicher oder künstlicher Ernährung...“* verstanden. Diätassistenten verwenden in diesem Zusammenhang meist den Begriff Diättherapie und berufen sich auf § 3 des Gesetzes über den Beruf der Diätassistentin und des Diätassistenten, in dem es u. a. heißt: *„...die zur eigenverantwortlichen Durchführung diättherapeutischer und ernährungsmedizinischer Maßnahmen auf ärztliche Anordnung oder im Rahmen ärztlicher Verordnung [...] befähigen...“*.

Ob Ernährungsberatung oder -therapie durchgeführt wird, hat im Zusammenhang mit angewandter Ethik eine geringe Relevanz. In beiden Bereichen geht es um eine Veränderung der Essgewohnheiten unter Einbeziehung der persönlichen Lebensumstände. Im Umgang mit Kranken besteht evtl. ein höheres Maß an Fürsorge und Mit-Fühlen der Ernährungsfachkraft gegenüber dem jeweiligen Betroffenen.

Der Gesprächsverlauf sieht meist, in Anlehnung an psychotherapeutische Sitzungen, wie folgt aus:

– Kontaktaufnahme/Gesprächseröffnung

– Anliegen klären

– Problem, Ziel definieren

– Daten erheben, interpretieren

– Lösungsmöglichkeiten entwickeln

– Lösungsmöglichkeiten bewerten

– Entscheidungshilfe

– Entscheidung

– Evtl. Lernkontrolle

– Gesprächsende

Unterstützt wird das Gespräch durch den Einsatz von, an die jeweilige Situation angepassten, Medien und Methoden. Angewandt werden dabei verschiedene Aspekte z. B. der Kommunikation und Psychologie. Eine zentrale Rolle spielen die Beratervariablen nach Rogers: Empathie, Kongruenz und bedingungslose Wertschätzung und eine klientenzentrierte Gesprächsführung.

3. Begriffsbestimmung Fürsorge

Im Zusammenhang mit Fürsorge, vor allem aus dem medizinischen Bereich, werden Begriffe wie, Wohltun, Nichtschaden, Barmherzigkeit und Wohlwollen verwendet. Simon (2012/13) zitiert Eibach 1997 wie folgt: *"Das Ethos der Fürsorge hat die Einfühlung ins Geschick des einzelnen Menschen zur Grundlage, das ´Mit-Leiden`, aus dem sich heraus auch stellvertretende Entscheidungen für den anderen Menschen gefällt werden können dürfen, weil nicht über den Menschen, sondern in Anteilnahme an seinem Geschick für ihn und zu seinem Wohl entschieden wird."* In dieser Aussage ist zu erkennen, dass es sich um das Wohl des Betroffenen und nicht des „Entscheiders" sowie um Mit-Leiden und nicht Mitleid gegenüber dem Anderen handelt.

3.1 Rechtliche Definition

Laut www.juraforum.de (Zugriff am 31.05.2014) bezeichnet Fürsorge ein aus der Ethik gewachsenes System, das aus Barmherzigkeit und der Almosenpraxis erwachsen ist. Der staatlichen Fürsorge werden die Systeme der sozialen Sicherung (Arbeitslosenversicherung, soziale Versorgung, Sozialfürsorge) der Sozialarbeit, Jugendhilfe und Sozialhilfe mit ihren entsprechenden Geldern oder Einrichtungen (z. B. Kinderheim, Krankenhaus, Asylbewerberheim) zugeordnet. Juristisch werden damit sowohl Individuen direkt und Institutionen (und damit indirekt wieder Individuen) unterstützt.

3.2 Christliche Sichtweise

In der christlichen Ethik (Höffe 2008, S. 41f) finden sich Begriffe wie Nächstenliebe, Barmherzigkeit, Gemeinwohl, Solidarität, Subsidiarität, die alle im engeren oder weiteren Sinn etwas mit Fürsorge zu tun haben. Über den Begriff der Barmherzigkeit verweist Höffe (2008, S. 27) auf Wohlwollen (S. 356). Als Vorbild für eine christliche Sichtweise gilt das Beispiel des barmherzigen Samariters. Das Wohlwollen *„...zu einer allgemeinen Pflicht innerhalb des Gebotes des Nächstenliebe..."* wird schreibt Höffe, und ergänzt, dass es eine allgemeinmenschliche Norm (ein Grundwert) ist, Notleidenden *„...nach Maßgabe der eigenen Fähigkeiten und Möglichkeiten zu helfen."* Hilfsbereitschaft heißt die Grundhaltung und überlässt das Helfen nicht einfach kirchlichen, staatlichen und anderen Agenturen, sondern engagiert sich selbst.

3.3 Care-Begriff

Je nach Kontext wird *care* mit Sorge (Pflege) oder Achtsamkeit (soziale Arbeit) übersetzt. Schwerdt (2007, S. 97) schreibt für den Bereich Pflege *„Sorge wird als grundlegendes Phänomen menschlicher Existenz betrachtet, professionelle Pflege als eine Erscheinungsform allgemeiner Sorge. [...] Sie ist die befähigende Kraft, die von zwischenmenschlichen Bindungen und persönlichen Anliegen (Betroffenheit) ausgeht. Ein „Klima" der Sorge eröffnet die Chance Hilfe zu leisten und Hilfe anzunehmen. Auf* *diese Weise wird der Grat zwischen vereinnahmender Überfürsorglichkeit und Desengagement beschritten."*

Für Brückner (2010) beinhaltet der Begriff Care drei Aspekte:

- „caring about" (emotional),
- „taking care of" (praktisch),
- „take care of yourself" (Selbstsorge).

Sie merkt an, dass Merkmale von Care Tätigkeiten:

- keine oder schlechtere Bezahlung,
- Ringen um professionelle Anerkennung,
- als Familienleistung keine soziale Absicherung sind.

Brückner bezieht sich überwiegend auf die Pflege, gleiches gilt für andere Berufe des Gesundheitswesens, wie Diätassistenten, Physiotherapeuten, Logopäden usw., wobei der dritte Aspekt eher weniger zum Tragen kommt.

Conradi (2013, S. 8) benennt für den Kontext der sozialen Arbeit eine achtsame Zuwendung. Dies bedeutet „...*sich auf die Situation einzulassen und die eigenen Aufmerksamkeit mindestens einem (anderen) Menschen zu widmen."* Sie ergänzt nach Tronto (1993), es sei wichtig Bedürfnissen nachzukommen. Tronto sieht als Problem die mangelnde Wahrnehmung von Bedürfnissen und vor allem Unaufmerksamkeit. Sie richtet sich gegen eine übertriebene Form der Selbstbezogenheit, aber auch gegen Strukturen, „...*die es bestimmten Personen erlauben, sich der Verantwortung für andere zu entziehen".* Tronto benennt dies, so Conradi, als „Privileg der Verantwortungslosigkeit".

Im Bezug auf Ernährungsberatung und -therapie (Abbildung 1) können sich alle vorgestellten Aspekte der Fürsorge bündeln und, je nach persönlicher Struktur der Ernährungsfachkraft, widersprechen. Ein ausgeglichenes Verhältnis aller Aspekte herzustellen ist in der täglichen Beratungspraxis, meiner Einschätzung nach, nahezu unmöglich. Über mehrere Jahre Erfahrung in Ernährungsberatung und –therapie, entsprechenden Fort- und/oder Weiterbildungen und einer guten Selbstreflexion können ggf. die Fürsorgeaspekte in spezifischen Situationen abgewogen werden.

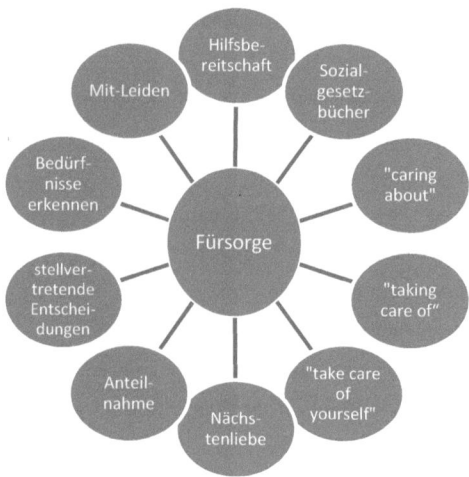

Abbildung 1: Aspekte der Fürsorge

4. Begriffsbestimmung Autonomie

Autonomie wird in der Regel als Selbstbestimmung verstanden, als Anspruch des Menschen, sein Leben nach eigenen Wertvorstellungen zu gestalten (nach Simon 2012/13) und das Abwehrrecht gegen ungewollte Behandlung. Ein Anspruchsrecht, so Simon, auf eine bestimmte Behandlung besteht nicht. Wie ein Patient zu einer Entscheidung kommen kann und wie eine Ernährungsfachkraft hier unterstützend oder nicht unterstützend wirken kann, soll in den folgenden Abschnitten beschrieben werden.

4.1 Rechtlicher Hintergrund

Im Bürgerlichen Gesetzbuch (BGB) ist im § 630 a-f das sogenannte Patientenrechtegesetz verankert. Hierbei geht es um den Behandlungsvertrag zwischen Arzt und Patient. Es sind die vertraglichen Pflichten des Arztes, die sich aus dem Behandlungsvertrag ergeben, beschrieben. Dazu gehören u. a. Informationspflichten, die Einwilligung des Patienten, Aufklärungs- und Dokumentationspflicht, sowie die Regelung der Einsichtnahme des Patienten in seine Akte. Laut dem Verein für soziales Leben e. V. gilt dieses Gesetz auch für therapeutische Berufe, wie Logopädie oder Ergotherapie. Ernährungsfachkräfte und, unterliegen damit ebenfalls den Regelungen des § 630 BGB.

Ein Behandlungsvertrag entsteht unabhängig davon, ob die Kosten vom Patienten selbst oder z. B. einer Krankenversicherung getragen werden. Mit dieser Norm sollen die Rechte von Patienten gestärkt werden, z. B. bei fehlender Aufklärung. Die Selbstbestimmung eines Patienten steht demnach in direktem Zusammenhang mit dem Informieren, Aufklären und Einwilligen.

4.2 Philosophische Perspektive

In der heutigen Diskussion um die Autonomie von Patienten in der Medizin werden verschiedene Begrifflichkeiten im Zuge des Verständnisses von Autonomie bzw. Patientenautonomie verwendet. So gibt es von Wiesemann in Wiesemann/Simon (2013, S. 15ff) prozedurale und substanzielle Bestimmungen von Autonomie, Orientierungen an „normal agents" oder „normal choosers", den Begriff der relationalen Autonomie sowie Betrachtungen von Selbstbestimmung im kulturellen und politischen Kontext. Steinfath/Pindur in Wiesemann/Simon (2013, S. 27) setzten sich in einem Kapitel mit *Patientenautonomie im Spannungsfeld philosophischer Konzeptionen von Autonomie* auseinander. Auf alle Aspekte kann in diesem Zusammenhang nicht eingegangen werden, so dass die folgenden Ausführungen nur einen begrenzten Anteil der philosophischen Aspekte zur (Patienten)Autonomie wiedergeben können.

Viele philosophische Betrachtungsweisen über Autonomie gehen auf Kant zurück, der in *Grundlegung der Metaphysik der Sitten* sein Verständnis von Autonomie dargelegt hat. Für Kant ist die Autonomie eine hohes Gut und das alleinige Prinzip der Moral. Er ist der Ansicht, dass das Prinzip der Autonomie ein kategorischer Imperativ sein müsse. Dies bedeutet, es solle immer so gehandelt werden, so dass es ein allgemeines Gesetz werden kann. Es sieht Autonomie in Zusammenhang mit der Vernunft.

Gutmann (2010) geht in seiner Arbeit kritisch mit der kantischen Idee um, da seiner Ansicht nach einige Personen ausgegrenzt werden, wie z. B. Kinder oder Demente, bei denen die Vernunft noch nicht ausreichend entwickelt oder nicht mehr ausreichend vorhanden ist. Weiterentwicklungen (Gutmann 2010, S. 9) der kantischen Idee in der Diskursethik von Habermas oder dem Kantischen Konstruktivismus Rawls` haben, so Gutmann, ebenfalls das Problem, dass nicht jeder zu jedem Zeitpunkt seines Lebens an praktischen Diskursen teilnehmen kann.

Höffe (2008, S. 82) meint Freiheit als Selbstbestimmung. In der heutigen Zeit wird Freiheit zum universalen Anspruch jedes Individuums und jeder politischen Gemeinschaft. Die universal gewordene Freiheit, so Höffe, tritt auf zwei verschiedenen Ebenen auf. Eine Ebene ist die Selbstbestimmung des Handels, die er als Handlungsfreiheit bezeichnet und die zweite ist die Selbstbestimmung des Wollens, die so genannte Willensfreiheit.

Handlungsfreiheit im spezifisch menschlichen Sinn, schreibt Höffe, besteht erst dort, wo verschiedene Verhaltensalternativen gesehen werden und jemand eine davon auswählen kann. „*Handlungsfreiheit ist keine angeborene Eigenschaft, sondern eine Möglichkeit, die es zu realisieren gilt, was den verschiedenen Menschen unterschiedlich weit gelingt.*", so Höffe (S. 83). Einschränkungen in der Handlungsfreiheit bestehen z. B. bei Kranken, Kindern oder Armen. Aufgrund von Intelligenz und Erfahrungen ergeben sich ebenfalls mehr Handlungsalternativen.

Willensfreiheit wird von Höffe (2008, S. 84) als das Vermögen bezeichnet, „*...einen Zustand von selbst anzufangen...*" und bezieht sich damit auf Kant. Der Wille lässt sich „*...nicht von etwas anderem, wie den Antrieben der Sinnlichkeit oder sozialen Zwängen...*" bestimmen. Er ist selbst „*...Ursprung seines so-und-nicht-anders-Wollens...*". Der Mensch kann sich in das Verhältnis zu den Bedingungen setzen, „*...sie benennen, beurteilen u- anerkennen [...] oder aber verwerfen...*" und darauf hinarbeiten die Bedingungen zu verändern. Willensfreiheit hat somit einen reflexiven Anteil.

4.3 Therapeut-Patienten-Beziehung

Für die medizinische Perspektive wird (Patienten)Autonomie über verschiedene Modelle der Arzt-Patienten-Beziehung beschrieben.

Die von Emanuel, Ezekiel J./Emanuel, Linda L., Vier Modelle der Arzt-Patienten-Beziehung in: Wiesing (2012, S. 107ff) beschriebenen Modelle, dienen als Grundlage für die Therapeut-Patienten-Beziehung in Gesundheitsfachberufen. Im folgenden Abschnitt werden diese unter dem Aspekt der Patienten-Autonomie beschrieben. Zusätzlich wird auf das Informierte Einverständnis (informed consent) eingegangen.

11

4.3.1 Das paternalistische Modell

Dieses Modell wird manchmal auch das Eltern- oder Priestermodell genannt. Der Arzt/Therapeut geht davon aus, dass er als Fachmann weiß, was für den Patienten gut ist. Ein Patient hat bei diesem Modell wenig bis gar keine Möglichkeit der Mitbestimmung.

4.3.2 Das informative Modell

Andere Bezeichnungen sind auch wissenschaftliches, technisches oder Konsumentenmodell. Hier gibt der Arzt/Therapeut alle verfügbaren Informationen an den Patienten weiter. Die Wertvorstellungen des Arztes/Therapeuten dürfen keine Rolle spielen. Der Patient hat die volle Autonomie und kann durch die ihm zur Verfügung stehenden Informationen seine Entscheidungen treffen.

4.3.3 Das interpretative Modell

Der Arzt/Therapeut arbeitet zusammen mit dem Patienten Zielvorstellungen und Wünsche heraus. Der Arzt/Therapeut ist Berater und erarbeitet mit dem Patienten welche Maßnahmen den Zielvorstellungen und Wünschen entsprechen. Der Patient entscheidet durch Selbsterkenntnis.

4.3.4 Das deliberative Modell

In diesem Modell handelt der Arzt/Therapeut wie ein Lehrer oder Freund. Er informiert den Patienten über die klinische Situation und arbeitet mit Patienten heraus, welche Handlungsoptionen angestrebt werden sollten. Persönliche Zielsetzungen des Patienten werden mit den Konsequenzen für die Behandlung abgewogen. Der Patient soll seine Entscheidung reflektiert treffen.

4.3.5 Informiertes Einverständnis

Dieses Modell geht auf Beauchamp, Tom L./Faden, Ruth L. zurück, in: Wiesing (2012, S. 116ff). Diese haben ein Modell entwickelt, nach dem ein Informiertes Einverständnis gegeben werden kann, und dies sieht folgenmaßen aus:

I Voraussetzungen

1. Fähigkeit (zu verstehen und zu entscheiden)
2. Freiwilligkeit des Entscheidens

II Aufklärung

3. Erläuterung (der relevanten Informationen)
4. Empfehlung (einer Vorgehensweise)
5. Verständnis (der Elemente 3 und 4)

III Einverständnis

6. Entscheidung (für eine Vorgehensweise)
7. Erteilung des Behandlungsauftrags

Beauchamp/Faden sehen zwei Bedeutungen des Informierten Einverständnisses, eine aus philosophischer und eine aus juristischer Sicht. In der philosophischen Bedeutung, gibt eine Person ihr Informiertes Einverständnis, wenn dies aufgrund eines umfassenden Verständnisses und frei von äußerem Zwang geschieht. Im juristischen Sinn werden unter Informiertem Einverständnis die Regelungen zu Aufklärung und Einwilligung des Patienten verstanden, wie sie sich zum Beispiel im BGB finden.

Jedes dieser Modelle kann in unterschiedlichen Situationen der Ernährungsberatung und –therapie verwendet werden, ohne dass der Autonomiegedanke grundsätzlich vernachlässigt wird. Wie in den Kapiteln 4.4 und 5. beschrieben, sind Patienten nicht immer ausreichend in der Lage, Autonomie wahrzunehmen und wollen dies in einigen Situationen auch nicht.

4.4 Ernährungsautonomie

Der Begriff Ernährungsautonomie wird unterschiedlich verstanden. Eine Interpretation bezieht sich auf die Probleme der Welternährung und stammt von der *EU-Kommission über Gesundheit und Armutsbekämpfung in Entwicklungsländern*. Die Kommission fordert auf, parallel zur Ernährungssicherheit den Begriff der Ernährungsautonomie einzuführen, der zu verstehen ist als das Recht der Völker, ihre eigenen nachhaltigen Politiken und Strategien für Nahrungsmittelerzeugung, -verteilung und –konsum festzulegen. In einer Fußnote wird erklärt, dass Ernährungsautonomie in diesem Sinn, so das *Weltforum für Ernährungsautonomie* im September 2001 in Havanna,

13

„...der Weg ist, um Hunger und Unterernährung auszumerzen und alles Völkern dauerhaft und nachhaltig Ernährungssicherheit zu garantieren."

Baumann-Hölzle et al. (2006, S. 1412f) schreiben, dass Ernährung ein anerkanntes Menschenrecht ist und dass Ernährung als Menschenpflicht anerkannt wird. Aus der Entscheidungs- und Wahlfreiheit in einer demokratischen Staatsordnung leiten sie den Anspruch auf Ernährungsautonomie ab. *„Die Ernährungsweise, die sich ein Patient im Laufe seines Lebens angewöhnt hat, ist die Wahl, die er getroffen hat, um seine Grundbedürfnisse des Hungers und Durstes zu stillen. Dieser Anspruch bleibt selbst dann bestehen, wenn die Art und Weise der Ernährungsgewohnheiten und das Trinkverhalten eines Menschen zu Mangel- oder Fehlernährung führt."* Da in einer freiheitlichen Gesellschaftsordnung jeder die Freiheit zum Suizid hat, so ihre Ansicht, darf der Mensch die Ernährung verweigern und unter eingegrenzten Ausnahmebedingungen zwangsernährt werden.

Im Rahmen einer Ernährung im therapeutischen Kontext werten Baumann-Hölzle et al. (2006) die Ernährungsautonomie höher als die Pflicht zur Lebenserhaltung und Schadensvermeidung. Als therapeutische Maßnahmen bezeichnen sie in diesem Zusammenhang Maßnahmen, die eine Mangel- oder Fehlernährung ausgleichen. Die Gabe von z. B. Vitaminsupplementen ist, in diesem Sinn, bereits eine therapeutische Maßnahme, die ohne Absprache mit dem Betroffenen nicht erfolgen darf. Baumann-Hölzle et al. (2006) geht es um Maßnahmen im kurativen und nicht im palliativen Sinn, des Weiteren beziehen sie sich auf einen urteilsfähigen Patienten. Sie sind der Ansicht, dass im geriatrischen Bereich akzeptiert werden sollte, dass das verminderte Bedürfnis nach Essen und Trinken ein Zeichen der Vergänglichkeit ist. Die Ernährungsautonomie dieser Altersgruppe sei genauso zu achten wie diejenige von jüngeren Patienten. Ernährungstherapeutische Maßnahmen sollen nicht dazu dienen, den Pflegeaufwand zu reduzieren.

Im Akutkrankenhaus[5], so Baumann-Hölzle et al. (2006), bestehe die Pflicht, Ernährungsgewohnheiten und das Trinkverhalten eines Patienten abzuklären[6]. Über Unter-

---

[5] Baumann-Hölzle et al. (2006) verwenden im Originaltext den schweizer Begriff: *Aktuspital,* das in Deutschland *Akutkrankenhaus* heißen würde. Zum besseren Verständnis wurde der deutsche Begriff verwendet.
[6] In Deutschland finden derzeit verstärkt Bemühungen statt eine Mangelernährung im Krankenhaus und der Geriatrie zu vermeiden (Diät & Information 03/2014: *Fokus Geriatrie*).

und Fehlernährung seien die Patienten aufzuklären. Eine Zwangsernährung, wozu sie auch die Gabe von Zusatzprodukten zählen, seien, ohne Information des Patienten, nur in Ausnahmesituationen gerechtfertigt. Bei einer Nahrungsverweigerung empfehlen Baumann-Hölzle et al. eine gründliche Prüfung im interdisziplinären Assessment unter Einbeziehung aller Betroffenen. Abbildung 2 zeigt einen Entscheidungsbaum, wie er im Kantonsspital Winterthur zur Ernährungsautonomie betrieben wird. Die Entscheidungen des Patienten werden in dieser Darstellung abgefragt, berücksichtigt und umgesetzt. Die Darstellung und entspricht damit den Ausführungen von Baumann-Hölzle et al. (2006).

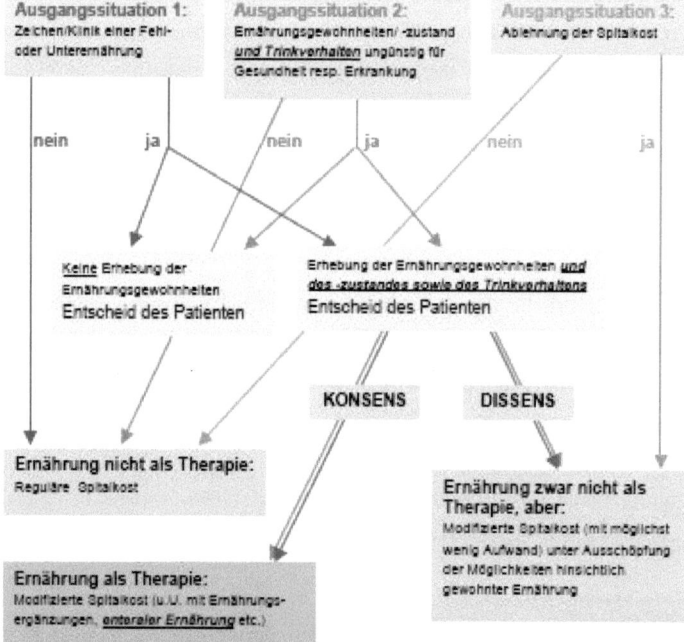

Abbildung 2: Ernährungsautonomie im Kantonsspital Winterthur;
http://www.ksw.ch/Portaldata/1/Resources/ksw/dokumente/EF_Ernaehrungsautonomie_Grafik.pdf

Übertragen auf die Ernährungsberatung und -therapie bedeutet dies, dass die Er-nährungs-/Essgewohnheiten eines Patienten in jeden Fall zu erfassen und zu achten sind, auch wenn

- sich damit ein Patient vermeintlich selbst schädigt,
- die Ernährungsfachkraft durch eine ärztliche Anordnung einen ggf. anderen The-rapieauftrag hat.

Ähnlich wie bei verordneten Medikamenten, soll ein Patient entscheiden dürfen, ob er die notwendigen Maßnahmen mit einer Ernährungsfachkraft besprechen und diese dann ganz, teilweise oder gar nicht umsetzen möchte. In einigen Fällen kann eine Ernäh-rungsfachkraft an persönliche Grenzen kommen. Auf einen Seite stehen die ärztliche Anordnung, das Wissen um mögliche Konsequenzen für den Patienten und die eigene Wertehierarchie und auf der anderen Seite der zu akzeptierende Patientenwunsch.

4.5 Autonomie aus Patientensicht

Geissler (2004, S. 3) setzt sich mit der Sichtweise von Patienten bezüglich der Autonomie auseinander. Er zitiert eine Studie aus den USA (2003) mit 12 600 Patienten aus 51 Krankenhäusern, wonach das Hauptanliegen der Befragten war, mit Würde und Respekt behandelt zu werden und den Ärzten vertrauen zu können. Dem Aspekt auto-nome Entscheidungen zu fällen, wurde wenig Gewicht beigemessen. Eine deutsche Un-tersuchung, so Geissler, hat ergeben, dass für einige Patienten Autonomie bedeutet, dass sie Fragen stellen können, andere verstehen darunter, aktiv Entscheidungen treffen zu können. Aus einer Studie aus dem Jahr 1997 wird zitiert, dass 90,1 % der Befragten Autonomie als Erwartung betrachten, vom Arzt „ernst genommen" zu werden,

Im Rahmen des Patientenforum Medizinische Ethik (2001, S. 20) berichtet Brütt-Klement von ihren Erfahrungen unter dem Titel: *Selbstbestimmt in schwerer Krankheit – wie ist das möglich?* über ihre Erfahrungen. Sie teilt mit, dass sie zwei Jah-re benötigt hat, um die eigene Krankheit zu begreifen, und sich bis dahin in die Hände der Ärzte und Pflegenden begeben hat. Erst danach habe sie begriffen, dass Ärzte sie nur von außen behandeln und sie an ihrer Lebenseinstellung und neuen Zielen arbeiten muss. Sie schreibt *„Es war nicht das Fachwissen oder die Aufklärung […], die mich zum selbstbestimmten Handeln brachten. Es war vielmehr das Begreifen und die Aner-kennung meines Istzustandes."* Brütt-Klement ist der Ansicht, dass nicht viele lebensbedrohte Patienten an diesen Punkt kommen und die meisten ihre Verantwortung und Selbstbestimmung an der Krankenhauspforte abgeben. Sie hat den folgenden Kriterienkatalog zusammengestellt (S. 21), der gekürzt wiedergegeben wird:

Was braucht ein Patient, um selbstbestimmt zu sein?

- Gute Aufklärung
- Akzeptanz der Krankheit
- Professionelle Hilfe (Therapeut)
- Kraft und Mut
- Ein gewissen Maß an Bildung, auch Redegewandtheit

Folgende Punkte verhindern die Selbstbestimmung:

- Schlechte Aufklärung, viel zu wenig Kommunikation
- Nicht nachvollziehbare Maßnahmen
- Verunsicherung des Patienten durch unterschiedliche Meinungen
- Wenig Zeit der Ärzte
- Wenig Verständnis für menschliche Belange und wenig menschliche Zuwendung
- Bedrohliche Räumlichkeiten (dunkel, keine Fenster, kalt)

Sie zieht das Fazit, dass es ausgesprochen schwer ist, ein selbstbestimmter Patient zu sein oder zu werden. Dies liege nicht nur an den Strukturen des Krankenhauses, bei den Ärzten und Pflegenden, sondern „vielmehr in erste Linie an der Lebenseinstellung des Patienten...". Die Mehrheit der Patienten, die sie getroffen habe, waren nur sehr eingeschränkt zu selbstbestimmtem Denken und Handeln in der Lage.

Diese Aussagen decken sich teilweise mit den Hinweisen von Geissler (2004) und werfen ein anderes Licht auf die in medizinischen Kreisen hoch gehaltene Patientenautonomie, die auch zur Überforderung werden kann.

Der Stand der Krankheitsbewältigung/-akzeptanz scheint ein zentraler Aspekt zu sein. Mit dem Patientenrechtegesetz, das 2013 in Kraft getreten ist, besteht die Pflicht zur Aufklärung und Dokumentation. Die Patientenseite: was kann wer in welchem Zustand an welchen Informationen verarbeiten oder sich für/gegen eine Therapiemöglichkeit entscheiden, spielt dabei keine Rolle. Es ist dem Arzt/Therapeut überlassen, mit wie

17

viel Einfühlungsvermögen und psychologischem Geschick er notwendige Information an einen Patienten weitergibt bzw. die Kommunikation an die Krankheits- und persönliche Situation des Patienten anpasst.

5. Spannungsfeld Fürsorge und Autonomie

Wie in der Pflege oder therapeutischen Berufen entsteht in Beratungssituationen häufig ein Spannungsfeld zwischen der Fürsorge mit dem Gedanken: *Ich möchte für den Patienten nur das Beste* und dem, *was ist das Beste* für den Patienten. In der Regel hat ein Patient seine eignen Vorstellungen *von einem guten Leben* und was er in der jeweiligen Situation für die beste Entscheidung hält. Wer, aus seiner fachlichen Sicht, meint für einen Patienten entscheiden zu können/müssen, vergisst, das zwei Lebenswelten mit unterschiedlichen Erfahrungen aufeinander treffen. Es stellt sich jedoch regelmäßig die Frage, in welchen Situationen ein Patient tatsächlich in der Lage ist, selbst für sich zu entscheiden. Wie im vorherigen Kapitel beschrieben, hängt dies von verschiedenen Faktoren ab.

Geisler (2004) setzt sich kritisch mit der Patientenautonomie auseinander. Er stellt dabei in Frage (S. 1), „*...ob heute Selbstbestimmung als uneingeschränkte Letztbegründungsressource in der Medizin zu gelten hat.*" Er schreibt weiter „*Der These, wonach die Autonomie über das eigene Leben den zentralen Inhalt der Menschenwürde ausmacht, stehen andere Werthaltungen gegenüber, nach denen Autonomie und Würde des Menschen gerade erst durch die Fürsorge für den anderen konstituiert werden.*" Geisler (2004, S. 5) stellt in seinem Fazit fest, dass die Schwere einer Krankheit, hohe Leidensbelastung sowie Hilflosigkeit und Abhängigkeit unmittelbar die Fähigkeit zu selbstbestimmten Entscheidungen und Handlungen einschränkt. In solchen Fällen gewinnt die Ethik der Fürsorge an Gewicht, nicht um die Autonomie des Kranken in den Hintergrund zu stellen, sondern um sie so weit als möglich zu stärken.

In Geislers Modell der „gestützten Autonomie" (S. 3) geht es um Autonomieförderung im weitesten Sinn. Diese kann insbesondere unter Einschränkungen schwerster oder terminaler Krankheiten an Bedeutung gewinnen. Das Modell von Geisler umfasst folgende Punkte:

- das Bewusstmachen des Anspruchs auf Autonomie,
- Autonomiebefähigung durch Behandlung körperlicher, psychischer und mentaler Schmerzen oder Depressionen,
- den Abbau institutioneller Hemmnisse,
- die Beseitigung oder Klärung entwürdigender Maßnahmen und Umstände.

Abbildung 3 fast die Sichtweisen/Wünsche von Patienten und die Sichtweise einer Ernährungsfachkraft zusammen und bezieht dabei einige Rahmenbindungen mit ein, in die die jeweiligen Sichtweisen eingebettet sein können. Im Verlauf von Ernährungsberatung und –therapie können sich die Aspekte der Patienten-Autonomie immer wieder verschieben, so dass sich ein ausgeglichenes Verhältnis der beiden Sichtweisen nur schwer herstellen lässt.

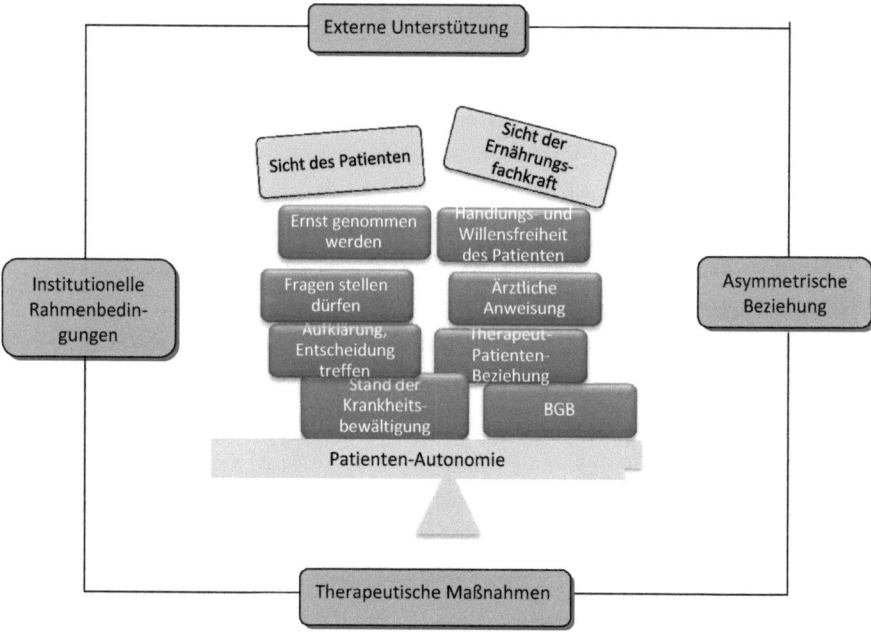

Abbildung 3: Patienten-Autonomie im Spannungsfeld der Sichtweisen von Patient und Ernährungsfachkraft

Für die Ernährungsberatung und -therapie wäre es wichtig mit dem Klienten und für sich selbst zu klären bzw. herauszuarbeiten:

- in wie weit der Patient über seine Krankheit aufgeklärt wurde und welcher Phase der Bewältigung er sich gerade befindet,
- dass der Patient entscheiden kann, wie weit er bei der Umsetzung von ernährungstherapeutischen Maßnahmen gehen möchte,
- dass es um Unterstützung bei der Umsetzung von möglichen neuen Essgewohnheiten geht und nicht vorrangig um das Wegnehmen lieb gewordener Lebensmittel oder Essgewohnheiten,
- dass die Ernährungsfachkraft einschätzen kann, wo die Möglichkeiten und Grenzen von ernährungstherapeutischen Maßnahmen liegen.

6. Diskussion und Fazit

Die Ausführungen zeigen, dass Fürsorge und Autonomie unterschiedlich interpretiert werden und teilweise auch interpretiert werden müssen. Sobald es sich z. B. um rechtliche Anforderungen handelt, sind diese einzuhalten. Im täglichen Umgang mit Patienten können Autonomie und Fürsorge immer wieder in einem Spannungsfeld für beide beteiligten Parteien münden.

Für eine Ernährungsfachkraft, die überwiegend weiblich ist (Diätassistenten 2011: 13 000 Frauen, 1000 Männer, www.destatis.de) kann, aus der eigenen Sozialisation heraus, der Fürsorgegedanke stark ausgeprägt sein. Fürsorge wird dann häufig als *ich will Menschen helfen* verstanden und weniger im Sinn von *Care: Sorge für andere und sich selbst.*

Bei einer nicht ausreichenden Reflexion des eigenen beruflichen Handels kann dies dazu führen, dass es im ernährungstherapeutischen Setting zwar um das Wohl des Patienten geht, aber eher aus Sicht der Ernährungsfachkraft und nicht aus der Sicht des Patienten. Patientenwohl würde dann bedeuten, dass vermeintliche ernährungstherapeutische Maßnahmen mit nahezu 100% vom Patienten umzusetzen sind. Patienten würden, im Rahmen einer Ernährungs- und Sozialanamnese, vermutlich nach Essgewohnheiten und den Lebensumständen gefragt, diese werden dann nicht in den therapeutischen Prozess einbezogen, sondern mehr oder weniger ignoriert. Beim Patienten kann dadurch das Gefühl des *Wegnehmens von Lebensmitteln oder Lieblingsspeisen* entstehen, mögliche Probleme bei der Umsetzung in den Alltag werden nicht thematisiert oder die Ernährungsfachkraft nimmt dem Gegenüber viele Entscheidungen, ganz fürsorglich, ab. Klassische Beispiele dafür sind die Vorlage von Broschüren, Rezepten oder Ernährungsempfehlungen, die nicht an die Ess- und Lebensgewohnheiten des Patienten angepasst sind, sondern ohne Veränderung und Besprechung ausgegeben werden. Eine solche Vorgehensweise würde dem paternalistischen Ansatz entsprechen und wenig Raum für autonome Entscheidungen des Patienten lassen.

Um Patienten-Autonomie im ernährungstherapeutischen Bereich zu achten, gilt es die Lebensumstände, Stand der Krankheitsbewältigung und Essgewohnheiten zu erfassen, diese zu respektieren und die notwendigen Maßnahmen daran anzupassen. Ein *nein* des Patienten zu ungewollten Umstellungen ist von der Ernährungsfachkraft zu akzeptieren und das therapeutische Gespräch entsprechend zu gestalten. Bei einer solchen Vorgehensweise können sich Fürsorge und Autonomie gut ergänzen.

In wie weit für Ernährungsfachkräfte der Fürsorgegedanke tatsächlich überwiegt oder die Autonomie, im Sinn einer Willens- und Handlungsfreiheit, des Patienten ausreichend geachtet wird, ist zu diesem Zeitpunkt unklar. Über eine Befragung von Ernährungsfachkräften, die überwiegend beratend tätig sind, könnte dies erfasst werden.

7. Literaturverzeichnis

Baumann-Hölzle et al.(2006): *Ernährungsautonomie – ethisches Grundsatzpapier zur Ernährung der Patientinnen und Patienten im Akutspital.* Schweizerische Ärztezeitung 2006; 87:33

http://www.ksw.ch/Portaldata/1/Resources/ksw/dokumente/EF_Ernaehrungs autonomie.pdf

Zugriff am 31.05.2014

Brücker, Margit (2010): *Workshop 5: Wer sorgt für mich? Care Work + neoliberale Geschlechterpolitik.*

http://www.boell-nrw.de/sites/default/files/downloads/Bochum_Margrit_ Brueckner.pdf

Zugriff am 31.05.2014

Buchholz Daniel., Ohlrich Sabine. (2011): *Der Diätologische Prozess – ein (neues) methodisches Instrument in der Diät- und Ernährungstherapie* Vortragspräsentation im Rahmen des 53. Bundeskongresses des VDD 2011

http://www.vdd.de/fileadmin/downloads/Kurzfassungen_Kongress_2011/Buchhol z_Ohlrich_DP_NCP_WOB_VDD_201105.pdf

Zugriff am 25.05.2014

Bundesministerium für Gesundheit, Bundesministerium für Justiz, Der Beauftragte der Bundesregierung für die Belange der Patientinnen und Patienten (2013) (Hrsg) *Informiert und selbstbestimmt –Ratgeber für Patientenrechte*

http://www.bmjv.de/SharedDocs/Downloads/DE/Broschueren/DE/Ratgeber_fuer_ Patientenrechte.pdf;jsessionid=5778F293E3E97CE3C9D43A0512D133FB.1 _cid324?__blob=publicationFile

Zugriff am 17.05.2014

Conradi, Elisabeth (2013): *Ethik im Kontext sozialer Arbeit* Ethikjournal 1. Jahrgang (2013): 1-19

http://www.ethikjournal.de/ausgabe-12013/

Zugriff am 25.05.2014

Diät & Information (03/2014): *Fokus Geriatrie*. Verband der Diätassistenten – Deutscher Bundesverband e. V. 12-25

Entschließung des Europäischen Parlaments zu der Mitteilung der Kommission über Gesundheit und Armutsbekämpfung in Entwicklungsländern (KOM(2002) 129 – C5-0334/2002 – 2002/2178(COS))

http://www.europarl.europa.eu/sides/getDoc.do?pubRef=-//EP//TEXT +TA+ 20030904+ITEMS+DOC+XML+V0//DE&language=DE#sdocta1

Zugriff am 31.05.2014

Ernährung und Medizin 56. Bundeskongress des Verbandes der Diätassistenten – deutscher Bundesverband e. V. 2014

Zusammenfassung der Vorträge und Veranstaltungen

http://www.vdd.de/fileadmin/downloads/Kongress_2014/VDD2014_alle-Final.pdf

Zugriff am 15.05.2014

Fürsorge

http://www.juraforum.de/lexikon/fuersorge

Zugriff am 31.05.2014

Fürsorge, soziale Sicherung

http://www.bpb.de/wissen/3NI1KW

Zugriff am 31.05.2014

Geisler, Linus S. (2004). *Patientenautonomie – eine kritische Begriffsbestimmung*

http://www.linus-geisler.de/art2004/03dmw-patientenautonomie.html

Zugriff am 26.05.2013

Gesetz über den Beruf der Diätassistentin und des Diätassistenten (Artikel 1 des Gesetzes über den Beruf der Diätassistentin und des Diätassistenten und zur Änderung verschiedener Gesetze über den Zugang zu anderen Heilberufen) (Diätassistentengesetz, DiätAssG)

http://www.gesetze-im-internet.de/bundesrecht/di_tassg_1994/gesamt.pdf

Zugriff am 17.05.2014

Gutmann, Thomas (2010). *Würde und Autonomie. Überlegungen zur Kantischen Tradi*
tion; westfälische Wilhelms-Universität Münster

http://www.uni-muenster.de/imperia/md/content/kfg-normenbegruendung/ intern/
publikationen/gutmann/02_gutmann_-_w__rde_und_autonomie.pdf

Zugriff am 07.06.2014

Höffe, Otfried (Hrsg.) (2008). *Lexikon der Ethik*. Verlag C. H. Beck oHG München

Kant, Immanuel, Grundlegung zur Metaphysik der Sitten

Zweiter Abschnitt: Übergang von der populären sittlichen Weltweisheit zur Metaphysik der Sitten, Die Autonomie des Willens als oberstes Prinzip der Sittlichkeit

http://www.zeno.org/Philosophie/M/Kant,+Immanuel/Grundlegung+zur+Metaphy
sik+der+Sitten/Zweiter+Abschnitt%3A+%C3%9Cbergang+von+der+popul%C3%
A4ren+sittlichen+Weltweisheit+zur+Metaphysik+der+Sitten/Die+Autonomie+des
+Willens+als+oberstes+Prinzip+der+Sittlichkeit

Zugriff am 07.06.2014

Kantonsspital Winterthur Ethik-Forum

http://www.ksw.ch/Portaldata/1/Resources/ksw/dokumente/EF_Ernaehrungsautono
mie_Grafik.pdf

Zugriff am 31.05.2014

Koordinierungskreis Qualitätssicherung in der Ernährungsberatung und Ernährungsbildung (2014): Rahmenvereinbarung zur Qualitätssicherung in der Ernährungsberatung und Ernährungsbildung in Deutschland

http://www.dge.de/modules.php?name=Content&pa=showpage&pid=43

Zugriff am 30.06.2014

Patientenforum für medizinische Ethik - Akademie für Ethik in der Medizin e. V. Göt-
tingen (2001). *Das Recht des Patienten auf Selbstbestimmung*

http://wwwuser.gwdg.de/~asimon/bs_2001.pdf

Zugriff am 31.05.2014

Schwerdt, Ruth (2007): *Ethisch-moralische Kompetenzentwicklung als Indikator für*
Professionalisierung Das Modellprojekt „Implementierung ethischen Denkens in
den beruflichen Alltag pflegender.". katholischer Bundesverband für Pflegeberufe
e. V. Regensburg

Simon, Alfred (2012/13). *Vorlesung „Ethik in der Medizin" Autonomie und Fürsorge*
http://campus.uni-muenter.de/fileadmin/einrichtung/egtm/pbsurvey/ Wahlfachan-
gebote /WS1314/Simon /07_Autonomie_und_Fuersorge.pdf
                                                                Zugriff am 07.06.2014
Statistisches Bundesamt Fachserie 12 Reihe 7.3.2 Personal Gesundheit 2000-2011
https://www.destatis.de/DE/Publikationen/Thematisch/Gesundheit/Gesundheits
personal/PersonalLange_ReihePDF_2120732.pdf?__blob=publicationFile
                                                                Zugriff am 27.06.2014
Valentini, L.et al. (2013): *Leitlinie der Deutschen Gesellschaft für Ernährungsmedizin
(DGEM) – DGEM-Terminologie in der klinischen Ernährung.* Aktuelle Ernährungsmedizin 2013; 38:97-111 Georg Thieme Verlag KG Stuttgart
Verein für soziales Leben e. V. Geltungsbereich des Patientenrechtegesetzes
http://www.patienten-rechte-gesetz.de/forum/Recht%20auf%20 Einsichtnah-
me%20in% 20die%20Patientenakte-1/geltungsbereich-des-patientenrechte geset-
zes-24.html
                                                                Zugriff am 17.05.2014
Wiesing, Urban (Hrsg.) (2012): *Ethik in der Medizin Ein Studienbuch.* Phillip Reclam
jun. GmbH & Co. KG Stuttgart